"吱扭吱扭" 做瑜伽的小猪

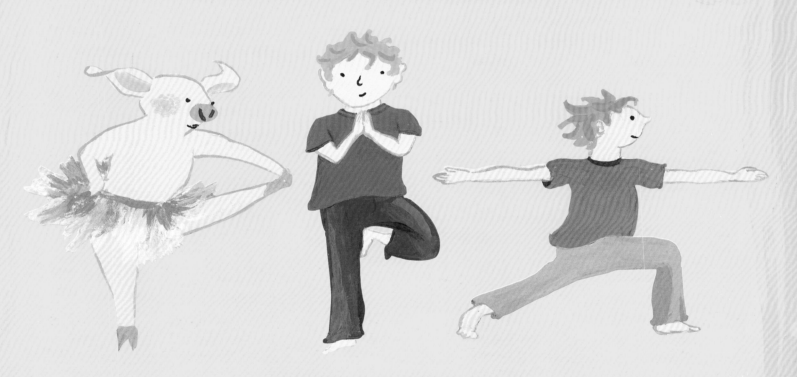

［美］凯瑞·李·麦克里恩 著

Kerry Lee MacLean

文雅茜 译

华夏出版社

HUAXIA PUBLISHING HOUSE

瑜伽是通过一系列拉伸动作获得身心愉悦及放松的运动方式，
千万不要把肌肉拉伸到疼痛的程度哦，只要舒适便好，每个体位可以保持 3 个呼吸。

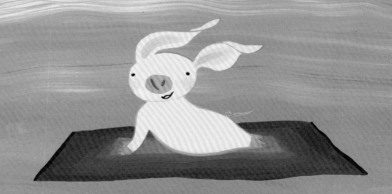

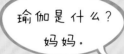
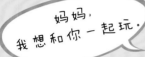
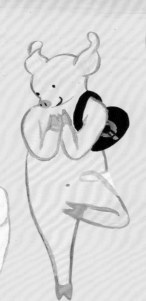
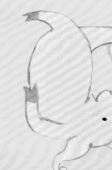

1

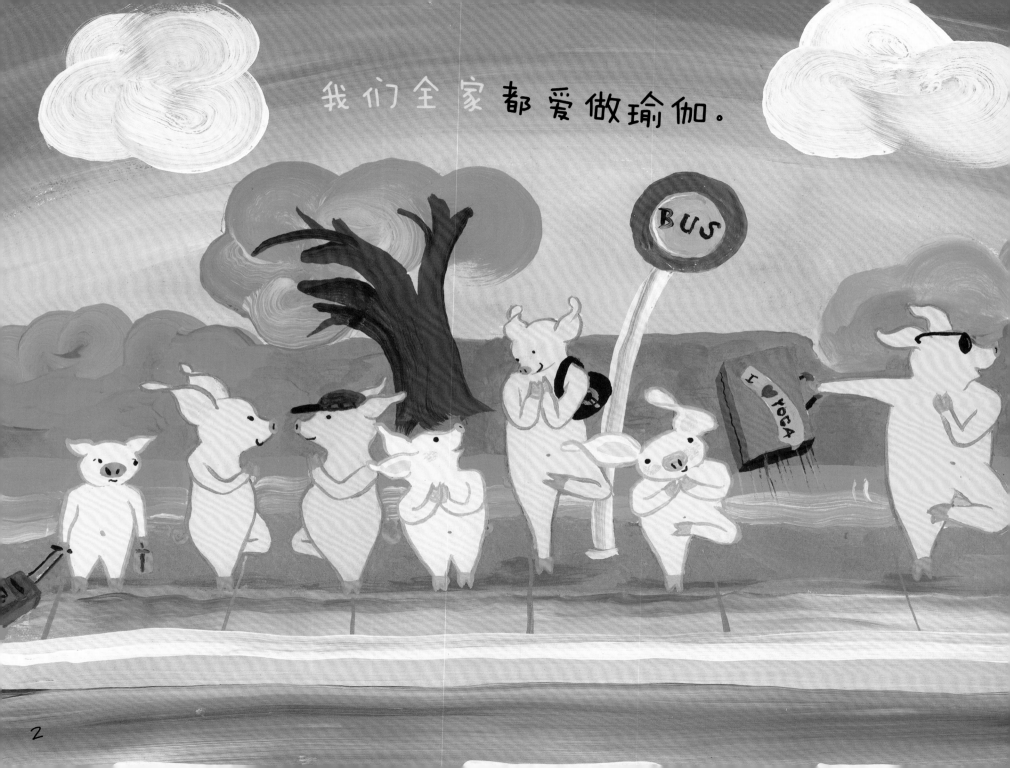

我们全家都爱做瑜伽。

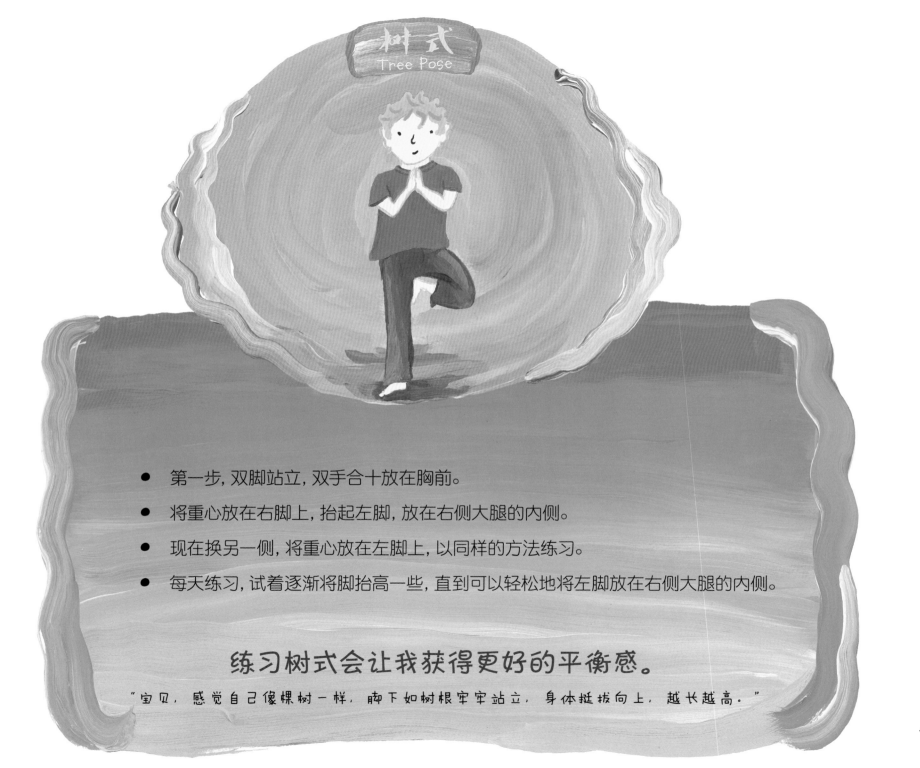

树式
Tree Pose

- 第一步，双脚站立，双手合十放在胸前。
- 将重心放在右脚上，抬起左脚，放在右侧大腿的内侧。
- 现在换另一侧，将重心放在左脚上，以同样的方法练习。
- 每天练习，试着逐渐将脚抬高一些，直到可以轻松地将左脚放在右侧大腿的内侧。

练习树式会让我获得更好的平衡感。

"宝贝，感觉自己像棵树一样，脚下如树根牢牢站立，身体挺拔向上，越长越高。"

我们全家玩得好开心！

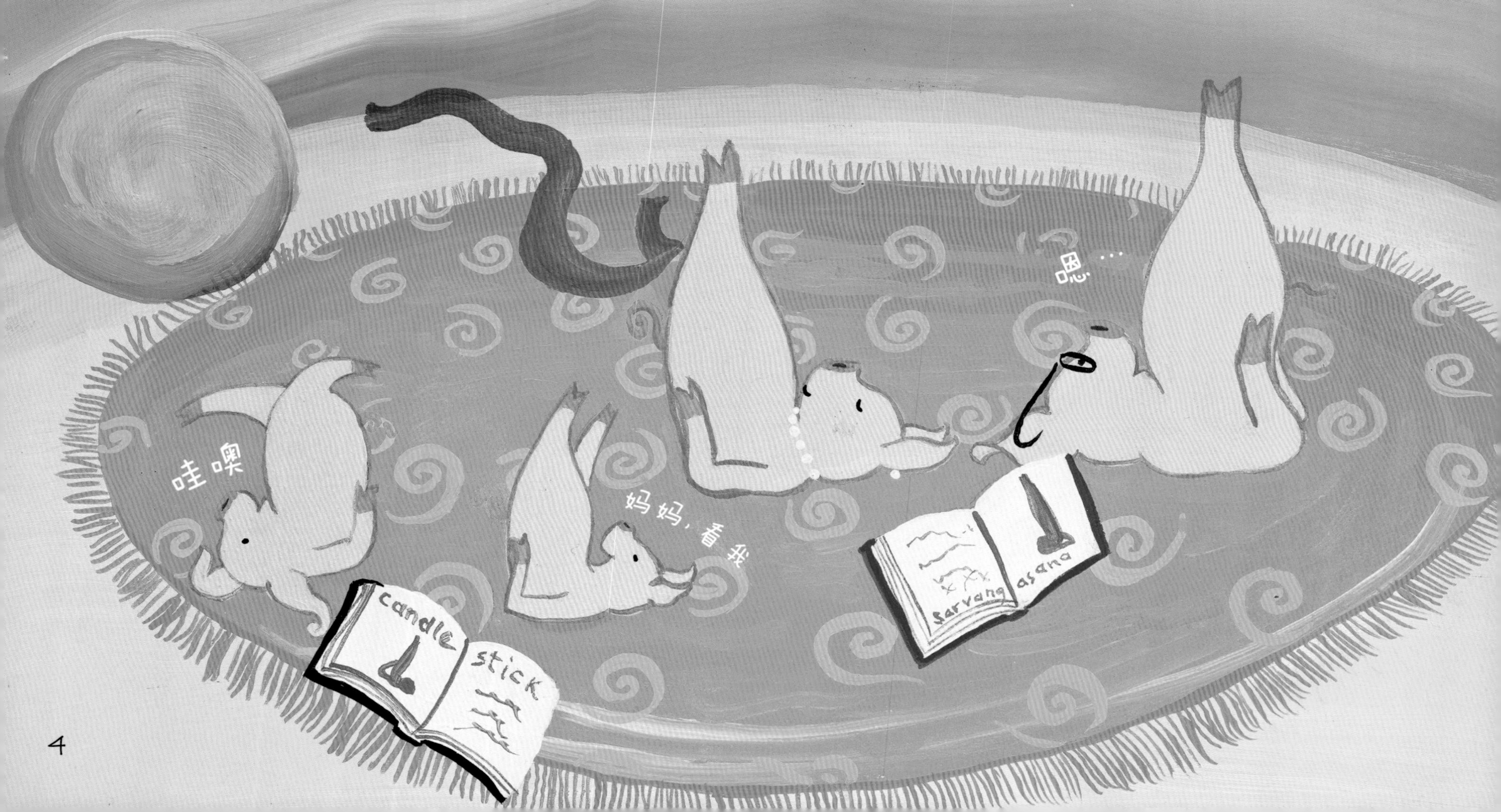

哇噢

妈妈，看我

嗯…

candle stick

sarvang asana

4

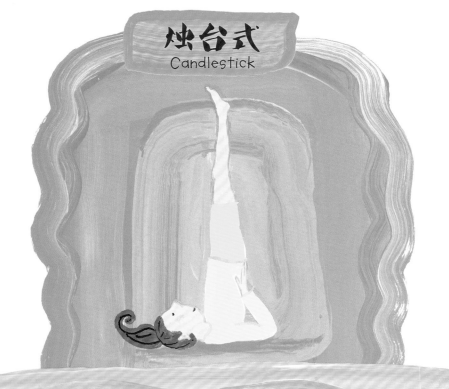

烛台式
Candlestick

- 首先，仰卧屈膝，将手臂放在身体的两侧。

- 抬起双腿，使脚尖指向天花板，伸直双腿。

- 将手臂移到身体下方，双手托在后腰部支撑身体。

- 尽可能不要把全身的重量放在脖子上，而改用肩膀来承担重量。

- 双腿尽量保持伸直的状态，就像烛台一样。

练习烛台式能拉伸背部肌肉，还对心脏很有益哦。

"宝贝，体会自己的身体像一根蜡烛一样，轻盈向上…。"

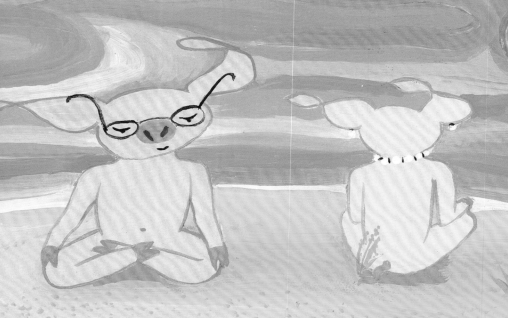

爸爸妈妈可以用瑜伽
释放压力，舒缓情绪。

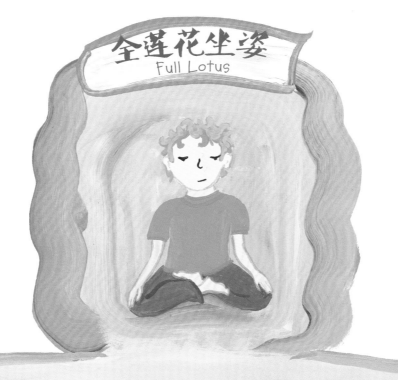

全莲花坐姿
Full Lotus

- 第一步，盘腿坐下。

- 将双脚脚心朝天，轻轻地放在相反方向的大腿内侧。

  （如果无法完成这个动作，可以试着做本书第21页的单莲花坐姿。）

- 尽量挺直背部和胸部，这样可以让呼吸更顺畅。

- 双眼保持睁开的状态，凝视你眼前的地面。

- 现在，不要再想任何事情，将注意力全部集中在呼吸上，

  感受每一次的呼与吸。就这样呼吸10次。

全莲花坐姿可以帮助我们找到内心最平静的状态。

"宝贝，想象自己正坐在一朵盛开的美丽莲花上…"

足球运动员哥哥通过练习它来强壮身体。

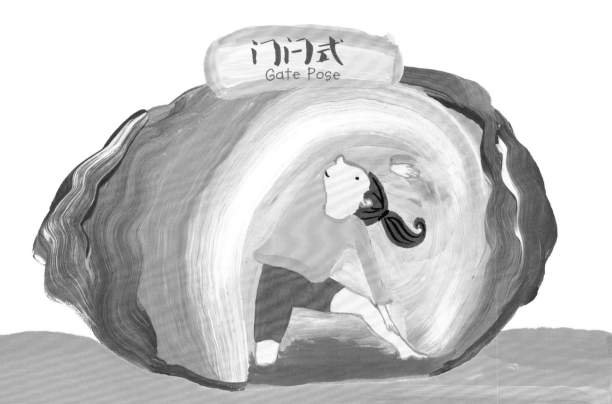

门闩式
Gate Pose

- 双膝着地，将重心放在右膝上，左腿向左侧伸展。

- 左腿保持略微弯曲的状态。

- 现在，调整左脚后跟的位置，使它与右膝盖在一条直线上。

- 用左手抓住左侧脚踝。

- 伸展右臂，举过头顶，直到感觉肌肉被轻轻地拉伸。

- 换另一侧重复练习此套动作。

练习门闩式能帮助我打开胸腔，进行畅快的深呼吸。

"宝贝，你觉得这个动作像什么？"

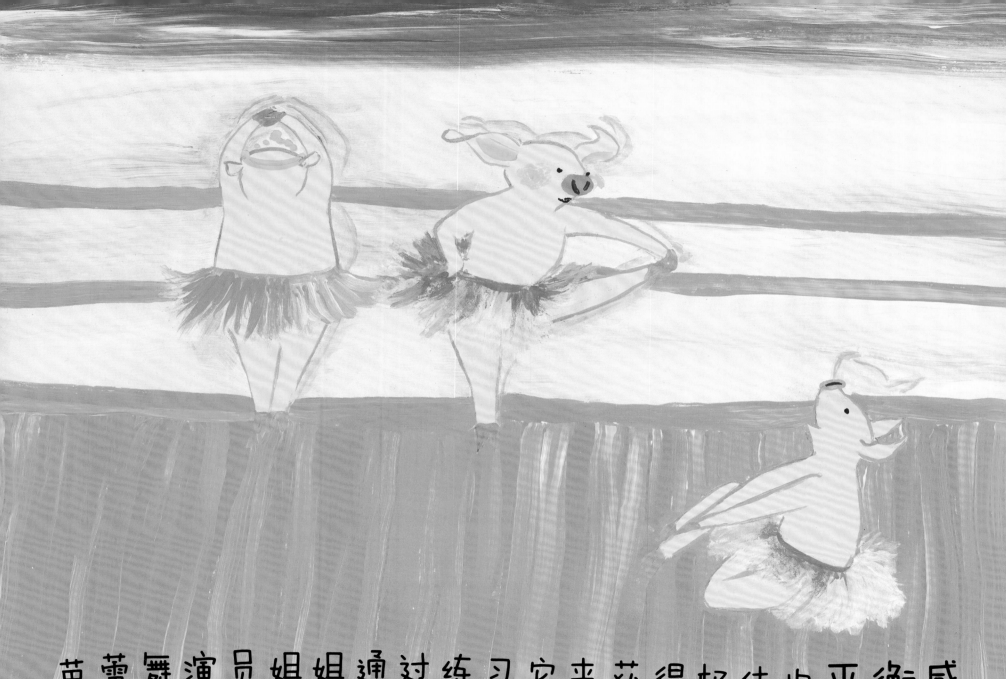

芭蕾舞演员姐姐通过练习它来获得极佳的平衡感。

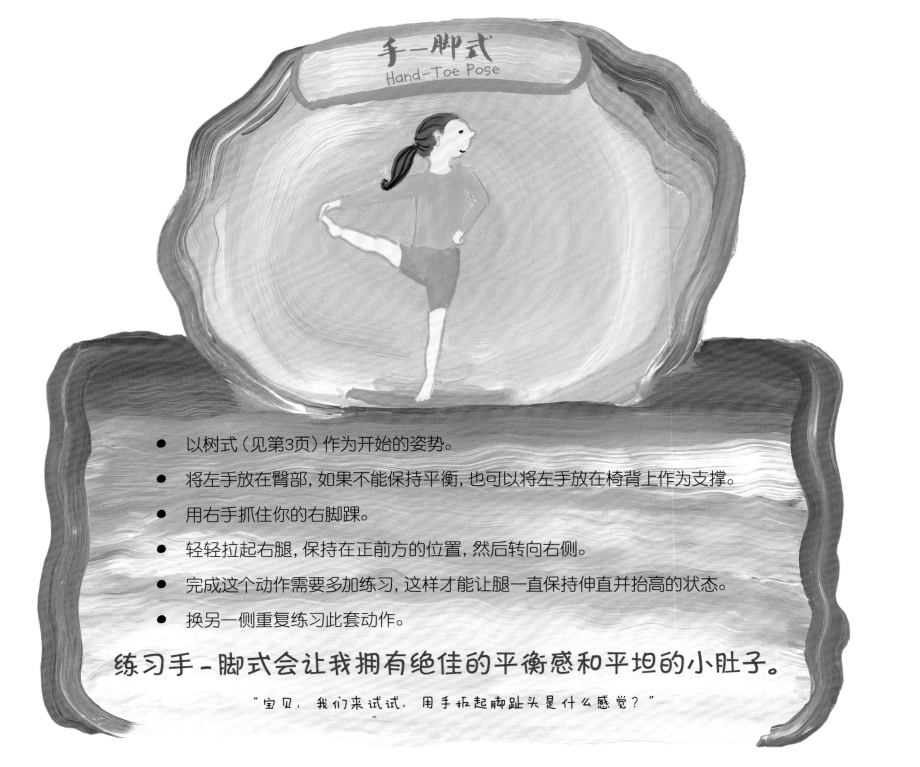

手一脚式
Hand-Toe Pose

- 以树式（见第3页）作为开始的姿势。

- 将左手放在臀部，如果不能保持平衡，也可以将左手放在椅背上作为支撑。

- 用右手抓住你的右脚踝。

- 轻轻拉起右腿，保持在正前方的位置，然后转向右侧。

- 完成这个动作需要多加练习，这样才能让腿一直保持伸直并抬高的状态。

- 换另一侧重复练习此套动作。

练习手－脚式会让我拥有绝佳的平衡感和平坦的小肚子。

"宝贝，我们来试试，用手扳起脚趾头是什么感觉？"

明星们会通过练习瑜伽让自己
看起来更漂亮！

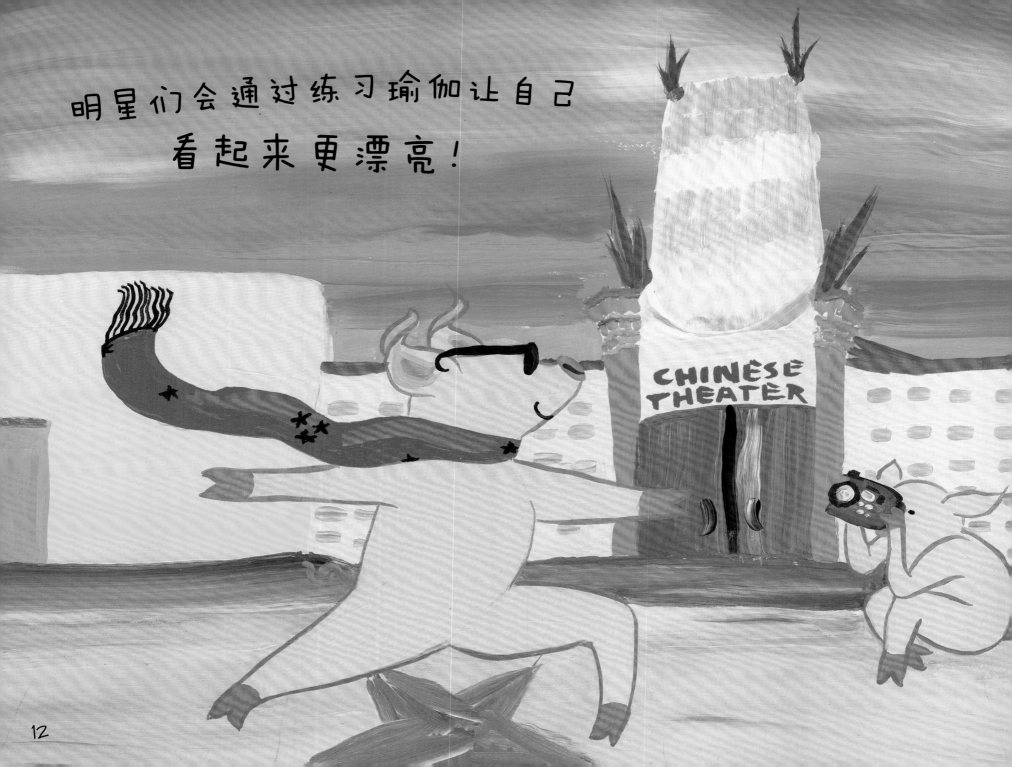

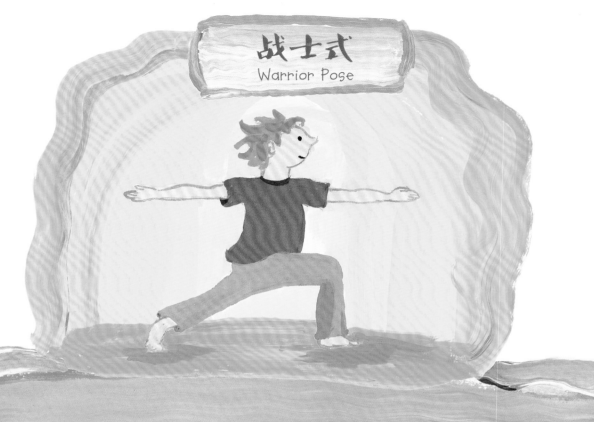

战士式
Warrior Pose

- 左脚向左侧迈一大步，使得两脚之间的距离拉大。

- 将左脚向左转90度，脚尖朝左；右脚则稍向左转，脚尖指向左侧。

- 稍稍弯曲左腿，而右腿则需保持伸直状态。

- 弯曲左腿时，尽可能保证膝盖在刚刚超过脚踝的位置，不要过度弯曲。

- 保持躯干挺直，两臂伸展，与地面平行。

- 换另一侧重复练习此套动作。

练习战士式会让我的双腿更加强健有力！

"宝贝，想象此刻你就是个勇敢的战士，全身充满了力量！"

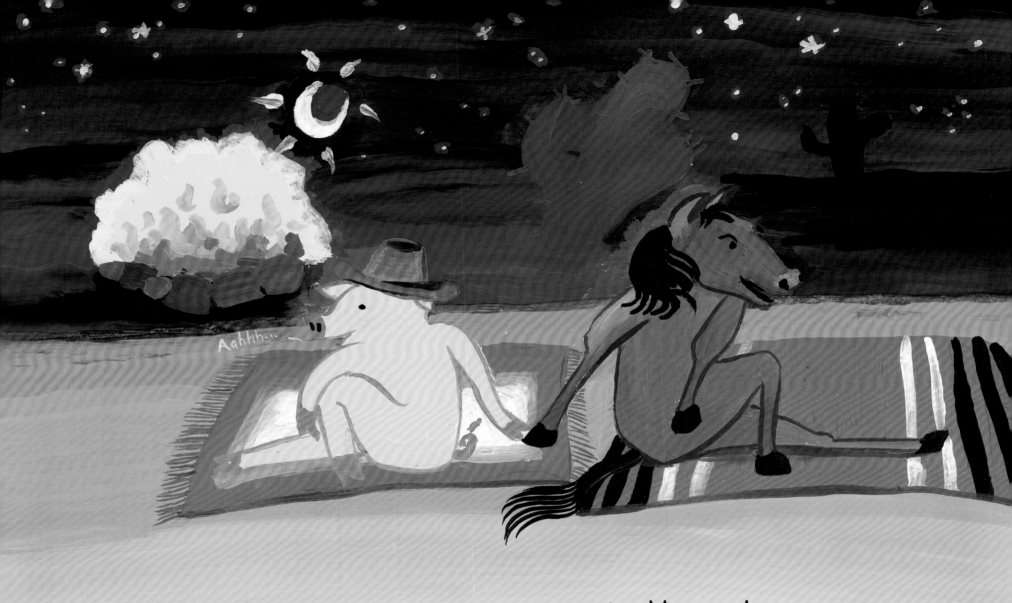

爸爸、妈妈结束了一天的辛苦工作，
也可以练习瑜伽来放松。

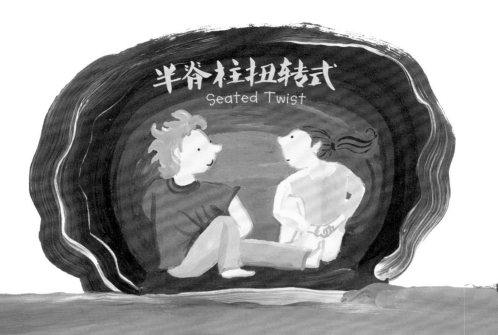

半脊柱扭转式
Seated Twist

- 保持坐姿, 弯曲左膝, 右腿则向前伸展。

- 将左手放在臀部后方, 掌心贴地。

- 右臂向左侧伸展, 并用右手肘环绕左膝。

- 尽可能地扭转上半身, 使得右手能握住放在身后的左手。

  不要因为动作做不到位就过分地扭转身体, 以免受伤。

- 保持这个姿势, 呼吸1—5次。

练习半脊柱扭转式可以
让我背部到胸前的肌肉都得到拉伸,
获得修长的身姿。

"宝贝, 扭转后有没有感觉自己的后背很舒服呀?"

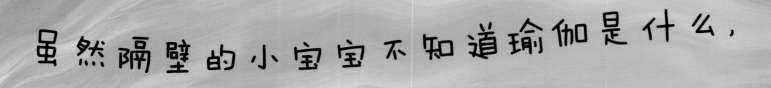

虽然隔壁的小宝宝不知道瑜伽是什么，

但也不妨碍他做瑜伽。

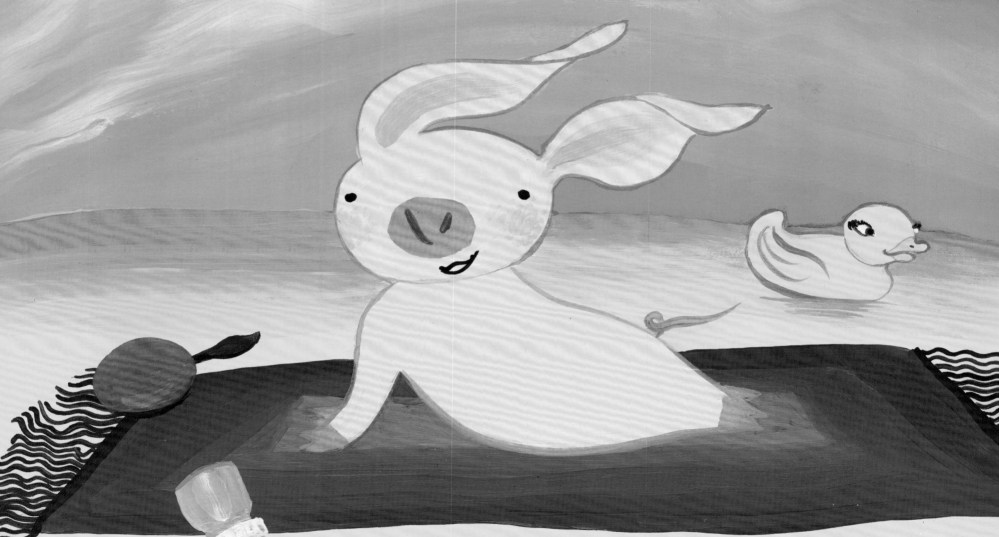

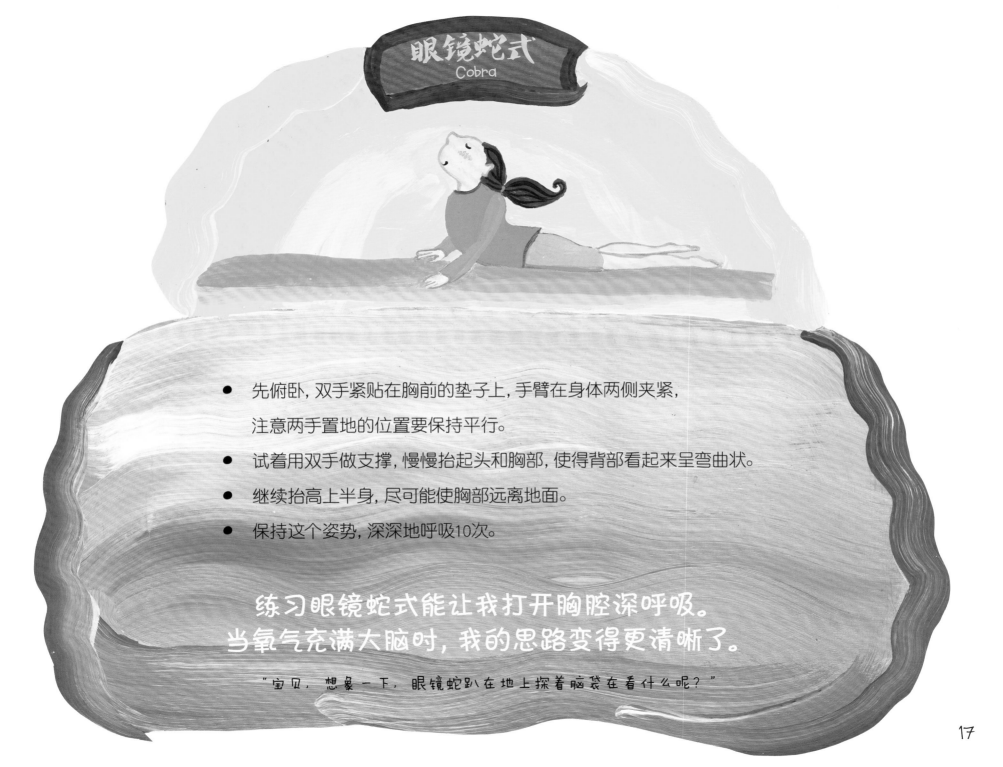

眼镜蛇式
Cobra

- 先俯卧，双手紧贴在胸前的垫子上，手臂在身体两侧夹紧，注意两手置地的位置要保持平行。
- 试着用双手做支撑，慢慢抬起头和胸部，使得背部看起来呈弯曲状。
- 继续抬高上半身，尽可能使胸部远离地面。
- 保持这个姿势，深深地呼吸10次。

练习眼镜蛇式能让我打开胸腔深呼吸。
当氧气充满大脑时，我的思路变得更清晰了。

"宝贝，想象一下，眼镜蛇趴在地上探着脑袋在看什么呢？"

17

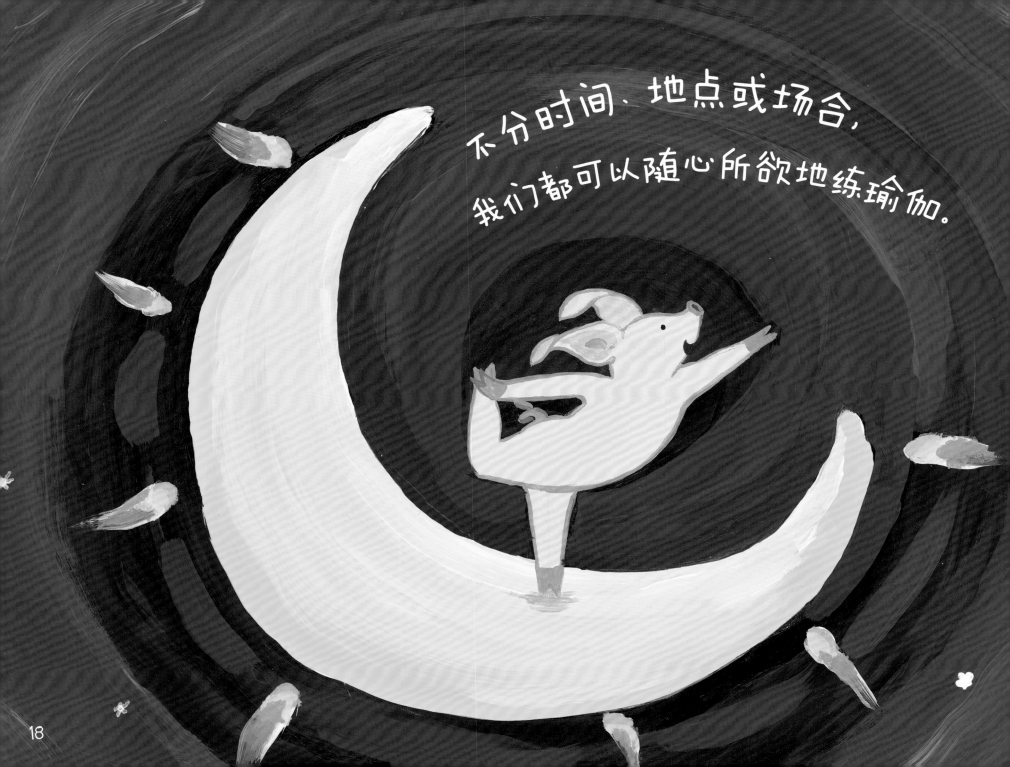

不分时间、地点或场合，
我们都可以随心所欲地练瑜伽。

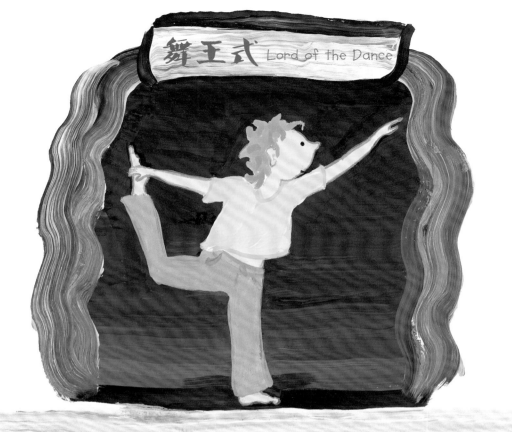

舞王式 Lord of the Dance

- 首先，将重心放在左脚上，弯曲右膝，再向后抬起右脚。

- 右手向后伸展，抓住右脚。

- 慢慢抬起左臂，伸向前方，再试着将右腿向上抬高一些。

- 换另一侧重复练习此套动作。

- 如果在练习舞王式时不能保持平衡，那不妨借助墙壁来做支撑。

  你可以面向墙壁，用向前伸展的手扶住墙壁来保持平衡。

练习舞王式可以拉伸我的脊柱，让我有很好的平衡感。

"宝贝，有没有感觉自己像舞蹈之王一样，飞起来了？"

在学校练瑜伽可以让我心绪平静，思路清晰。
比如，在感觉紧张的时候做下瑜伽，
我会有不一样的收获哦。

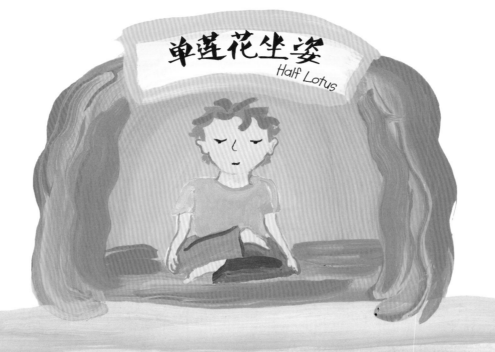

单莲花坐姿
Half Lotus

- 首先，盘腿坐下。

- 轻轻地将一只脚放在另一侧的大腿上，另一只脚则自然地放在地面上。

- 挺直腰背，打开胸腔，这样更有助于你进行深呼吸。

- 将视线停在前方的地面上。

- 会有开心或是愤怒的情绪出现吗？先不要在意它们，
  让它们自然散去，将你全部的注意力放在一呼一吸上。

**单莲花坐姿是全莲花坐姿动作的一部分，
它让我内心充满宁静。**

"宝贝，想象一下自己坐在美丽的莲花上，美美的舒展着身体……"

21

到睡觉时间了，我却还在兴奋的状态中……

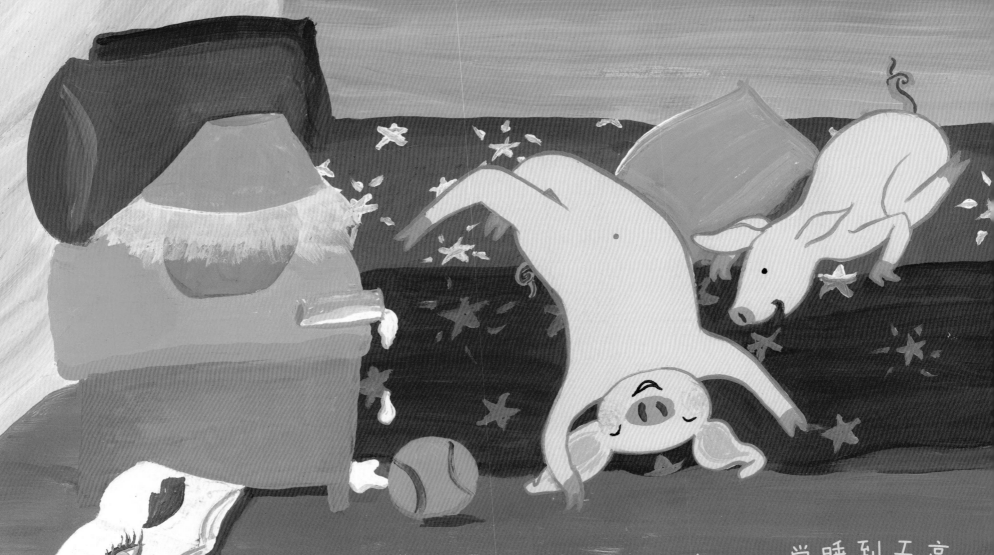

练习仰卧放松功可以让我平静下来，一觉睡到天亮。

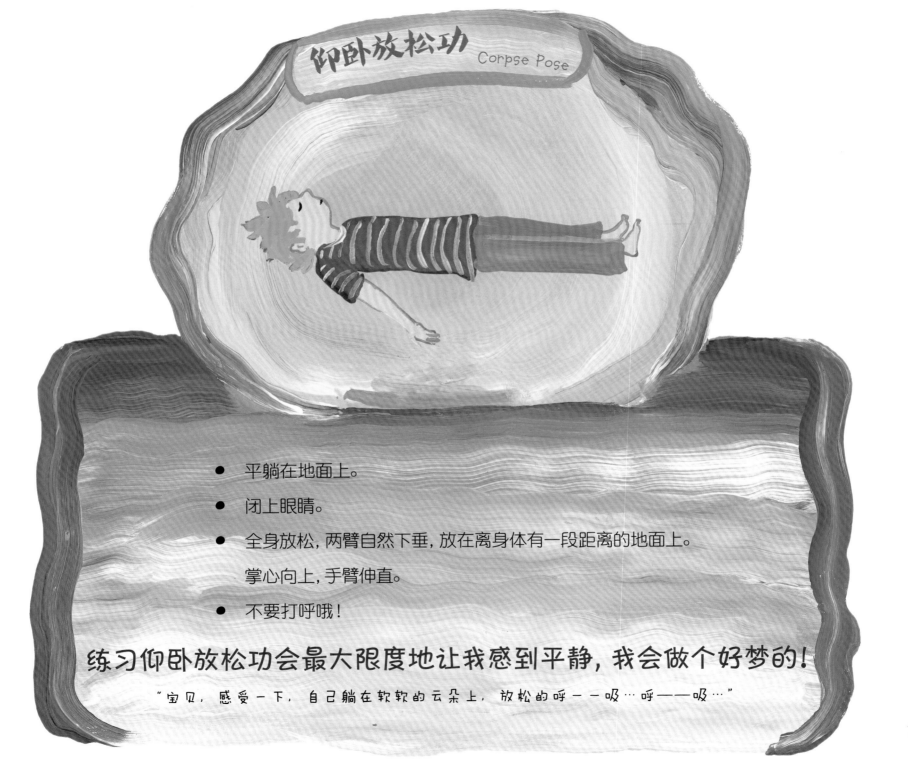

仰卧放松功 Corpse Pose

- 平躺在地面上。
- 闭上眼睛。
- 全身放松, 两臂自然下垂, 放在离身体有一段距离的地面上。

  掌心向上, 手臂伸直。
- 不要打呼哦!

练习仰卧放松功会最大限度地让我感到平静, 我会做个好梦的!

"宝贝, 感受一下, 自己躺在软软的云朵上, 放松的呼——吸…呼——吸…"

23

每天练习瑜伽能帮助我更加集中注意力，
我好像更聪明了！

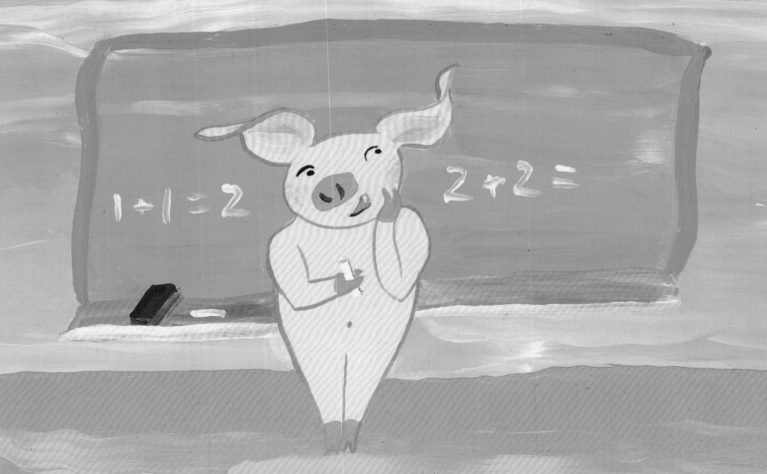

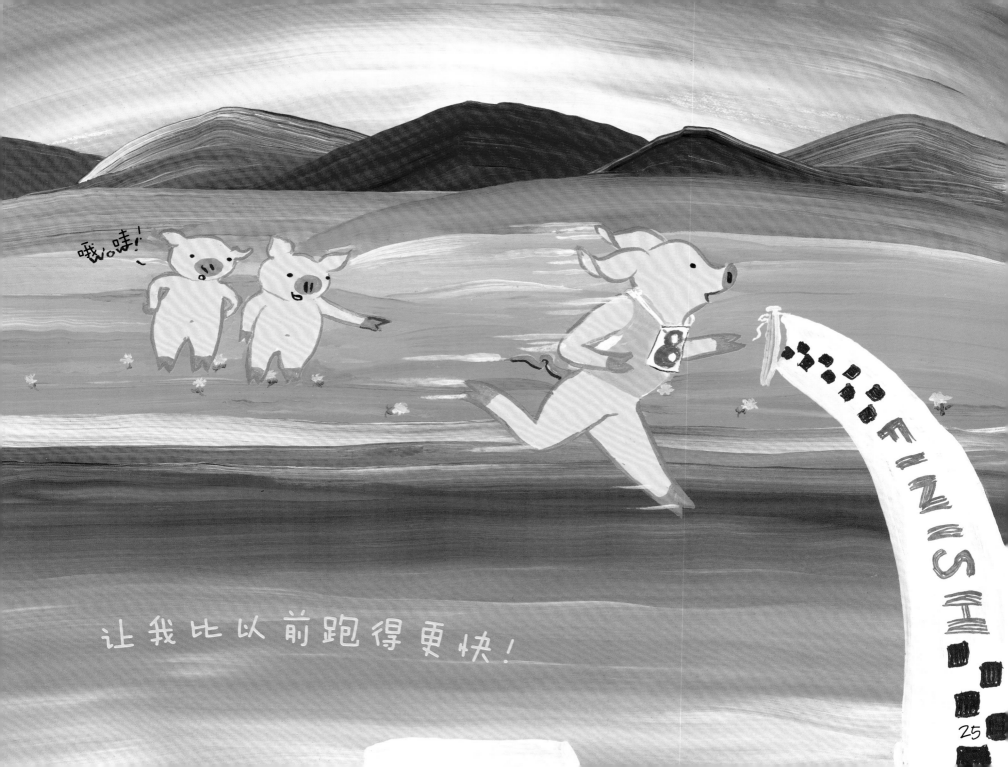

会比以前爬得更高！

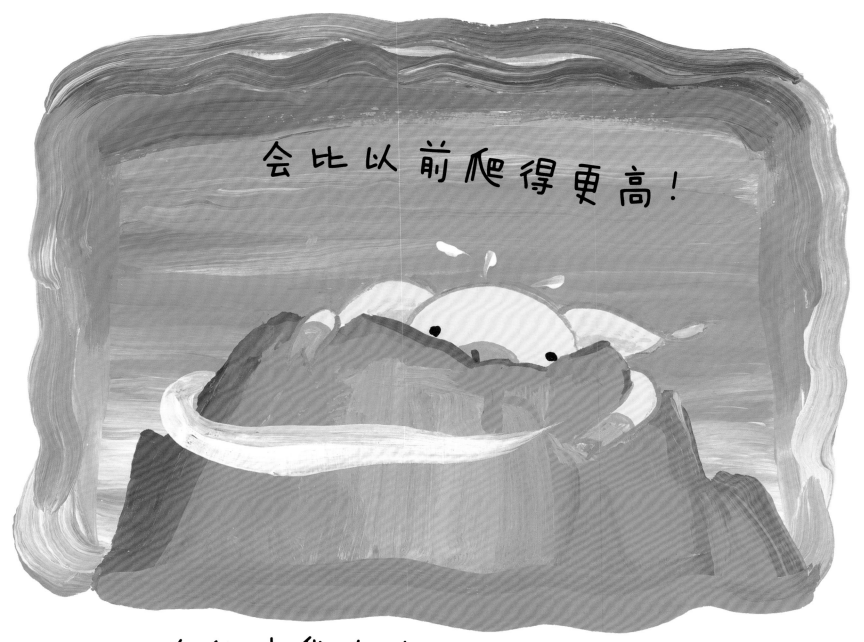

瑜伽让我的内心舒缓下来……

感觉就像登上了世界的巅峰！

《"吱扭吱扭"做瑜伽的小猪》动作汇总

我小猪猪做瑜伽时是有动作顺序的哦，一般按照坐姿→站姿→跪姿→趴姿→躺姿的顺序来做。大家一起动起来吧！

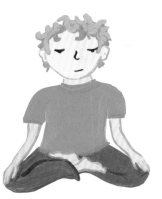

全莲花坐姿
第7页

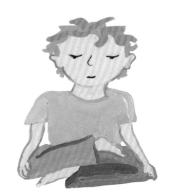

单莲花坐姿
第21页

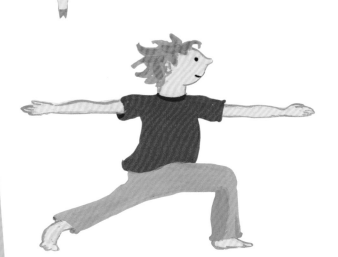

战士式
第13页

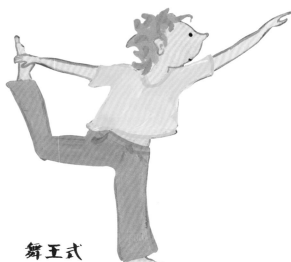

舞王式
第19页

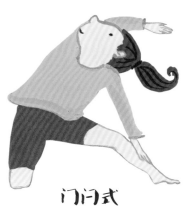

门闩式
第9页

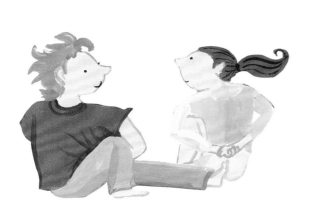

半脊柱扭转式
第15页

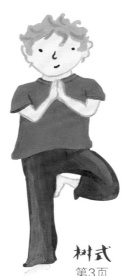

树式
第3页

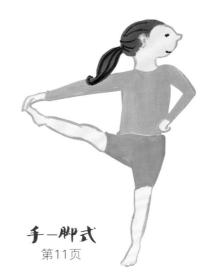

手—脚式
第11页

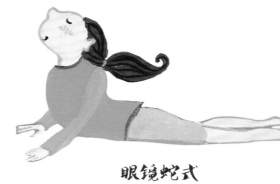

烛台式
第5页

眼镜蛇式
第17页

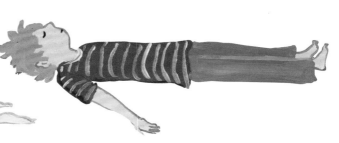

仰卧放松功
第23页

凯瑞·李·麦克里恩近20年来致力于在全世界范围内从事儿童瑜伽和冥想的教育工作。与此同时，她还是一名作家、插画家，其作品《你平和的样子真好看》和《家庭冥想指导书》曾获各类奖项。现在，凯瑞和丈夫，以及他们的5个孩子生活在美国罗拉多州博尔德市。他们常常练习冥想和瑜伽，从中收获到了生活很多乐趣。

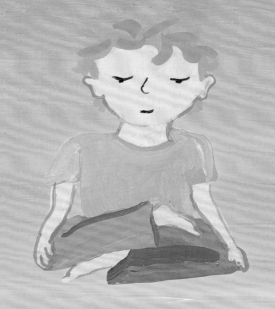

献给格里高利·迈克尔·麦克林，一位真诚的瑜伽修行者，也献给世界各地喜欢平和瑜伽的朋友们。

——凯瑞·李·麦克里恩

编者语：

　　物质的无忧与内心的亲密连接渐行渐远，琐事的充斥与高质量的陪伴日渐分离。

　　因为我们爱孩子，更需要有效引导他们学会关爱自己，避免身体和心灵像两个分岔口，各自为伍，甚至此消彼长。

　　《"吱扭吱扭"做瑜伽的小猪》如同"柔顺剂"，一方面，让孩子和父母用"全家瑜伽high"的互动，柔顺因缺乏高质量陪伴而造成的疏离与沉默。

　　另一方面，它柔顺身体与情绪，让父母和孩子同时收获身体的柔软与情绪的平缓，借此契机自然引导宝贝从小关爱自己的内心和身体，让宝贝们在实现抵抗力增强、骨骼发育、体态优美的同时，获得的珍贵的专注力和参与感知内心的快乐。

　　瑜伽以绘本的形式呈现，让宝贝们明白，关爱自己的心灵和身体不仅是一件有益的事情，还可以如此有趣！

绿色印刷　保护环境　爱护健康

亲爱的读者朋友：

　　本书已入选"北京市绿色印刷工程——优秀出版物绿色印刷示范项目"。它采用绿色印刷标准印制，在封底印有"绿色印刷产品"标志。

　　按照国家环境标准（HJ2503-2011）《环境标志产品技术要求印刷第一部分：平版印刷》，本书选用环保型纸张、油墨、胶水等原辅材料，生产过程注重节能减排，印刷产品符合人体健康要求。

　　选择绿色印刷图书，畅享环保健康阅读！

北京市绿色印刷工程

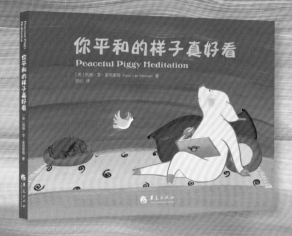

《你平和的样子真好看》

国内第一本——
由超萌小猪带领全家走向平和的绘本！

最棒的是，当你平和下来的时候，你会喜欢自己，喜欢自己本来的样子！

超值附赠！

2 套"花环里的你真漂亮"贴纸
全套超萌"平和小猪"表情贴纸

图书在版编目（ＣＩＰ）数据

"吱扭吱扭"做瑜伽的小猪 /（美）麦克里恩著；文雅茜译 .—北京：华夏出版社 ,2017.1
（亲子静心系列）
书名原文：Peaceful Piggy Yoga
ISBN 978-7-5080-8628-6

Ⅰ . ①吱… Ⅱ . ①麦… ②文… Ⅲ . ①瑜伽 – 基本知识 Ⅳ . ① R247.4
中国版本图书馆 CIP 数据核字 (2015) 第 241664 号

北京市版权局著作权合同登记号：图字 01-2015-0711 号

"吱扭吱扭"做瑜伽的小猪

作　者	[美] 麦克里恩	版　次	2017 年 1 月北京第 1 版	
译　者	文雅茜		2017 年 1 月北京第 1 次印刷	
策划编辑	朱　悦	开　本	889×1194　1/16 开	
责任编辑	马　颖	印　张	2.25	
出版发行	华夏出版社	字　数	3 千字	
经　销	新华书店	定　价	39.80 元	
印　刷	北京尚唐印刷包装有限公司			
装　订	北京尚唐印刷包装有限公司			

华夏出版社　网址:www.hxph.com.cn　地址:北京市东直门外香河园北里4号　邮编：100028
若发现本版图书有印装质量问题，请与我社营销中心联系调换。电话：（010）64663331（转）

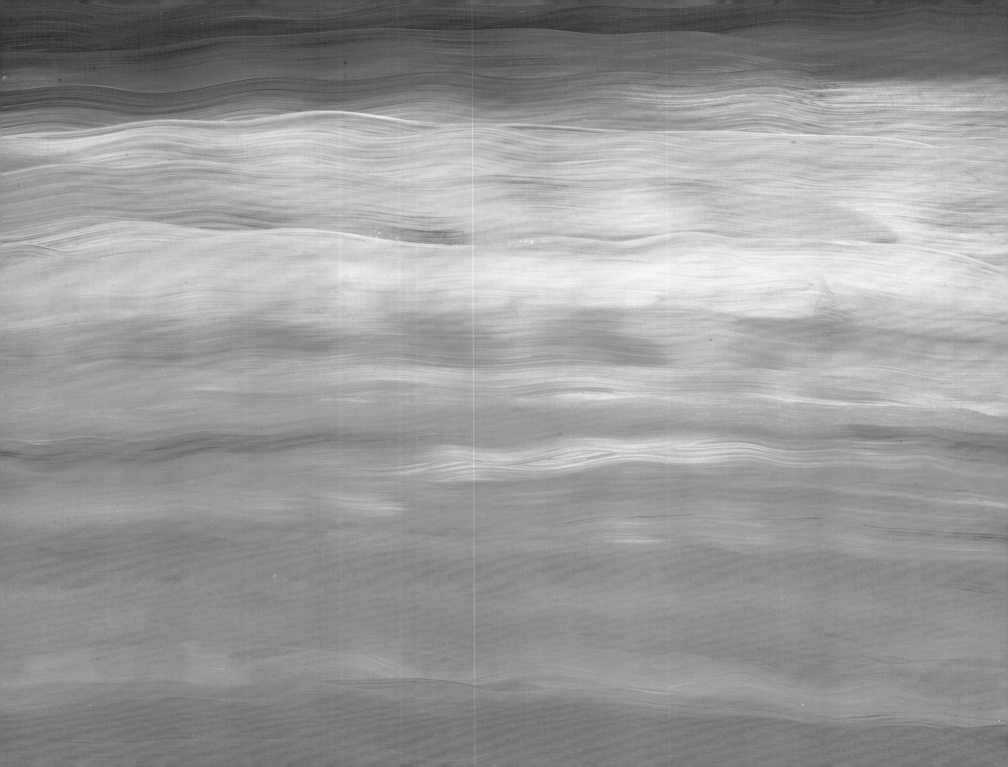